OBSERVATIONS

DE

CHLOROSE ET DE CHLORO-ANÉMIE

CHEZ L'HOMME,

Traitées par les

DRAGÉES

AU LACTATE DE FER

DE GÉLIS ET CONTÉ,

APPROUVÉES

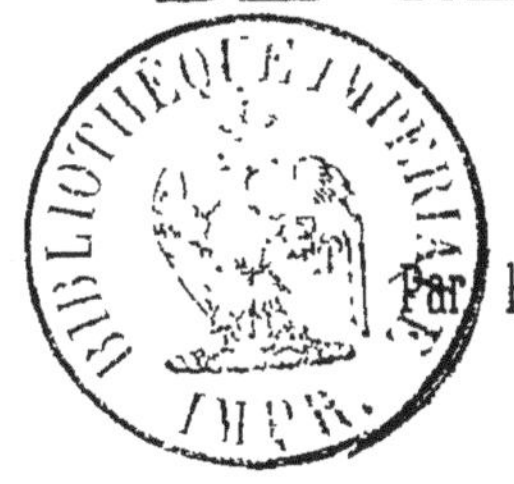

Par l'Académie Nationale de Médecine.

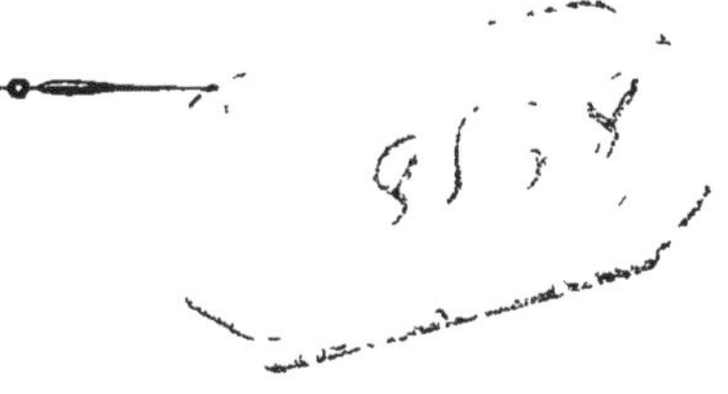

PARIS.

—

IMPRIMERIE DE GUILLOIS,

Rue du Faubourg-Saint-Antoine, 115, passage de la Bonne-Graine, 11.

1852.

Les divers états pathologiques connus sous les noms de *Chlorose*, d'*Anémie* et de *Chloro-Anémie*, ont été depuis quelques années l'objet de travaux importants. Tandis que la chimie cherchait à démontrer d'une manière rigoureuse les altérations du sang dans ces maladies, les hommes les plus haut placés dans la science médicale s'appliquaient à en mieux préciser le diagnostic et à en formuler le traitement.

Les préparations ferrugineuses ont été de tout temps considérées comme le moyen le plus efficace; et l'on peut dire, en effet, qu'elles constituent presque à elles seules toute la médication antichlorotique ou anti-anémique.

Parmi ces préparations, le Lactate de fer, dont nous avons introduit l'usage dans la thérapeutique depuis bientôt 12 ans, a fourni, entre les mains des praticiens les plus distingués, des résultats extrêmement remarquables. Le rapport médical, lu en 1840 par M. le professeur Bouillaud devant l'Académie de Médecine, fut on ne peut plus favorable à notre nouvelle préparation.

Déjà nous avons fait connaître au public médical les faits assez nombreux sur lesquels s'appuyait l'honorable rapporteur; observés dans les cliniques de MM. les professeurs Bouillaud, Fouquier et Bally, tous trois membres de la Commission nommée par l'Académie de Médecine, ces faits se trouvent revêtus de toute l'authenticité désirable.

Mais à ces faits déjà si probants, nous désirons aujourd'hui en ajouter quelques nouveaux non moins décisifs. M. le docteur Lemaire, ancien Chef de Clinique à l'hôpital de la Charité, a bien voulu nous communiquer des observations de chlorose chez l'homme, dont les unes ont été recueillies par lui-même dans le service de M. le professeur Bouillaud, et les autres dans sa clientelle. Les réflexions éminemment pratiques dont M. le docteur Lemaire a fait suivre ses observations, donnent à celles-ci un double intérêt, et nous pensons qu'elles fixeront l'attention de la plupart des médecins.

A. GÉLIS.

OBSERVATIONS
DE CHLOROSE ET DE CHLORO-ANÉMIE
CHEZ L'HOMME,
Par **L. LEMAIRE**,

DOCTEUR EN MÉDECINE, ANCIEN CHEF DE CLINIQUE DE LA FACULTÉ DE
MÉDECINE DE PARIS, ETC.

L'affection désignée sous le nom de *Chlorose* ou *pâles couleurs*, a été pendant longtemps considérée comme appartenant exclusivement au sexe féminin. Cette opinion est encore celle de plusieurs praticiens distingués.

Nous ne comprenons pas, disons-le, que dans l'état actuel de la science, on puisse nier l'existence de la chlorose chez l'homme. Sans doute, pour ceux qui ne voient dans cette affection qu'un trouble fonctionnel de l'utérus, pour ceux qui ne la considèrent que comme le résultat de la diminution ou de la suppression complète du flux menstruel; pour ceux-là, assurément, la chlorose n'appartient qu'à la femme, et la supposer chez l'homme serait un véritable non sens. Ceux, au contraire, qui apporteront dans l'examen des malades toute la sévérité des principes de la clinique exacte, ceux qui voudront mettre à profit les découvertes récentes de la chimie, arriveront sans effort à partager notre opinion.

Il y a déjà bien longtemps du reste que M. le professeur BOUILLAUD a démontré pour la première fois l'existence de la chlorose chez l'homme, et a décrit les caractères physiques du sang dans cette maladie. Il ne se passe pas de jours que de jeunes étudiants en médecine ne viennent le consulter à sa clinique pour des palpitations qui, à leurs yeux, sont les avant-coureurs de l'anévrisme de Corvisart. Ce sont des jeunes gens au teint pâle, d'un tempérament nerveux, se plaignant de maux de tête, d'étourdissements, etc., phénomènes qui se dissipent comme par enchantement sous l'influence du Lactate de fer, introduit si heureusement dans la thérapeutique médicale par MM. GÉLIS et CONTÉ, et d'un régime fortifiant.

Les six observations suivantes suffiront pour démontrer, nous l'espérons du moins, la possibilité de la Chlorose chez l'homme.

1ʳᵉ OBSERVATION.

Hôpital de la Charité.
(Service de M. le Professeur BOUILLAUD.)

BOIGNEAUX (Hubert), âgé de 24 ans, journalier, demeurant à Château-Landon (Seine-et-Marne), arrive à Paris, le 15 décembre 1851, pour se faire soigner, et entre le même jour à l'hôpital de la Charité, salle Saint-Jean-de-Dieu, N° 3. Il est vacciné et n'a jamais eu la petite vérole; il dit n'avoir jamais fait de maladies bien graves. Au mois d'août 1851, il raconte qu'après avoir été en transpiration et s'être réfroidi subitement, il fut pris pendant trois jours d'une diarrhée intense qui l'obligea à garder le lit, après quoi il ressentit une vive douleur dans la région iliaque droite, douleur qui ne l'a pas quitté jusqu'au jour de son entrée à l'hôpital. Le lendemain de cet accident, il fut pris de vomissements provoqués par l'ingestion des aliments et des boissons.

On fit chez lui une application de sangsues sur la région douloureuse du ventre. Depuis cette époque, le malade fut obligé de suspendre ses travaux.

— ÉTAT DU MALADE A SON ENTRÉE A L'HÔPITAL.

Sa constitution est assez chétive, d'un tempérament lymphatico-nerveux, la peau du visage un peu basanée, de l'hébétude dans le regard, les pupilles dilatées, température normale de la peau; pouls à 76-80, régulier. L'étendue de la matité du cœur est dans ses limites normales. Léger souffle au premier temps, à la base du cœur et se prolongeant dans l'aorte.

Souffle à double courant dans les carotides, parfaitement caractérisé, devenant continu et musical dans la position verticale; respiration parfaitement normale.

Le ventre, assez souple, présente sa conformation habituelle; dans la fosse iliaque droite, on détermine, par une forte pression, une douleur assez vive.

On ne constate, du reste, l'existence d'aucune tumeur dans cette région.

Le 16. — A peu près même état que la veille.

Le malade se plaint de douleurs abdominales et particuliérement dans la région de la fosse iliaque droite; quelques envies de vomir.

On constate de nouveau l'existence du souffle à double courant dans la carotide droite. Le visage est pâle et très maigre, les yeux cernés et les pupilles dilatées.

— TRAITEMENT. — 3 dragées de Lactate de fer, matin et soir, tisane de chicorée sauvage, 3 portions; vin et rôti.

Le 17 et le 18. — Le malade a vomi deux jours de suite une partie de ses aliments.

Le 19. — Même traitement.

Le 20. — Les vomissements ont complétement cessé. La douleur abdominale a disparu. L'appétit est très développé.

On continue le traitement anti-chlorotique.

Le malade prend de l'embonpoint, et après un mois de traitement, sort de l'hôpital, complètement guéri.

Réflexions. — La première idée que nous suggère la lecture de cette observation, c'est que le malade qui en fait le sujet doit être atteint de quelque affection gastro-intestinale. En effet, il est assez rationnel, dans cette circonstance, d'attribuer à une lésion plus ou moins grave du tube digestif cette persistance de douleur dans la région iléo-cœcale, cette diarrhée et ces vomissements répétés; et cependant ces accidents qui auraient dû s'aggraver sous l'influence du traitement tonique et en particulier du Lactate de fer, ont au contraire disparu complètement dans l'espace de trois ou quatre jours.

Il fallait, il est vrai, ce tact médical si exquis, cette expérience consommée de M. le professeur BOUILLAUD, pour démêler au milieu de ces symptômes variés et si graves en apparence, le fond véritable de la maladie.

Rien n'est aussi capricieux que les symptômes que l'on voit se développer tout-à-coup chez les chlorotiques ou les chloro-anémiques; tantôt ce sont des douleurs si vives des parois abdominales qu'elles en imposent assez souvent aux yeux de quelques médecins, qui leur opposent sans hésiter le traitement de la péritonite. D'autres fois, ce sont des étourdissements accompagnés d'une céphalalgie tellement violente, que nous avons vu des praticiens assez faibles pour céder aux instances des malades qui, redoutant l'apoplexie, suppliaient qu'on leur tirât du sang.

Il faut donc, dans des cas semblables, apporter l'attention la plus scrupuleuse dans l'examen du malade, et ne se décider à agir que lorsque le diagnostic sera exactement formulé.

2me OBSERVATION.

Hôpital de la Charité.

(SERVICE DE M. LE PROFESSEUR BOUILLAUD.)

LEGRAND (François), âgé de 21 ans, ferblantier, est entré le 3 août 1852, et a été couché salle Saint-Jean-de-Dieu, N° 21.

Constitution moyenne, tempérament lymphatico-nerveux.

Il y a dix ans, il fut pris de fièvres intermittentes qui auraient duré 13 mois ; il y a deux ans, il se fit soigner pour une courbature, avec lassitude dans tous les membres, sans fièvre notable ; il reprit ses occupations le 3ᵐᵉ jour.

Au mois de mars dernier, il éprouva, à la suite d'un réfroidissement, des douleurs dans la continuité des membres, sans fièvre ; douleurs pour les-. quelles on le saigna deux fois.

Un mois plus tard, c'est-à-dire au mois d'avril, on lui fit une nouvelle saignée pour un point douloureux dans la région des deux hypocondres. Deux vésicatoires furent appliqués. La douleur du côté gauche a seule persisté.

Depuis six semaines environ, il est pris d'attaques caractérisées par un sentiment de faiblesse extrême. Il se sent défaillir, et à peine a-t-il le temps de s'asseoir ; il ne voit rien de ce qui se passe autour de lui, mais entend très-bien les personnes qui lui parlent. Cet état dure huit ou dix minutes, sans être accompagné de convulsions, ni de cris, ni d'écume à la bouche.

Il a eu cinq attaques dans l'espace de six semaines environ ; la dernière a eu lieu il y a quinze jours.

Depuis quelque temps il a de mauvaises digestions, des maux de tête, surtout dans la région de l'occiput.

— ÉTAT ACTUEL. — Maigreur assez prononcée ; rien de notable du côté des organes digestifs. La langue humide, nette ; un peu de sensibilité à l'épigastre ; les digestions assez faciles, la rate un peu plus volumineuse qu'à l'état normal.

Le cœur bat dans ses limites accoutumées ; les bruits normaux, un léger prolongement du premier bruit à la base. Souffle continu dans la carotide droite.

Le pouls faible, mou, peu développé, régulier.

Céphalalgie accompagnée d'étourdissements, palpitations fréquentes.

— TRAITEMENT. — Tilleul et feuilles d'oranger, 3 dragées de Lactate de fer, matin et soir ; 3 portions, vin et rôti.

15 août. — Il n'a pas eu d'attaques depuis son entrée à l'hôpital. Le sommeil assez bon ainsi que l'appétit. Très peu de céphalalgie ; un peu de douleur dans le côté droit de la poitrine ; persistance du souffle, mais à un faible degré, dans la carotide droite.

3 septembre. — Pas d'attaques. De douleurs nulle part. Le malade a repris sa gaîté, sommeil bon.

Il demande sa sortie.

3me OBSERVATION.

Hôpital de la Charité.
(Service de M. le Professeur BOUILLAUD.)

POIRIER (André), mécanicien, âgé de 21 ans, entré le 21 juillet 1852, à l'hôpital de la Charité, salle Saint-Jean-de-Dieu, N° 2.

Tempérament éminemment nerveux et un peu lymphatique; constitution délicate.

Il y a neuf ans, il dit avoir eu une inflammation d'intestins dont il ne fut rétabli qu'au bout de trois mois, et qui aurait été combattue au moyen d'une saignée, de sangsues et de cataplasmes.

Deux ans après, il aurait été traité pour une fièvre cérébrale qui aurait duré quatre mois; il ignore en quoi consista le traitement.

Il a été, en outre, atteint d'une gastralgie (c'est le mot dont il se sert), qui se serait manifestée peu de temps après son inflammation d'intestins, qui aurait persisté jusqu'à présent, et pour laquelle on l'aurait saigné huit ou dix fois dans l'espace de trois ans. Les deux bras présentent en effet de nombreuses cicatrices de saignées.

Il raconte qu'un jour il se trouva mal en rentrant chez sa mère, et que le médecin qui fut appelé le saigna immédiatement; que, plus tard, il le fut également dans une circonstance à peu près semblable.

— ÉTAT ACTUEL. — Visage assez pâle et maigre; le malade se plaint de battements de cœur très-violents qui se développent avec la plus grande facilité. *La joie et la peine*, dit-il, *lui font le même mal.*

Sommeil souvent agité, maux de tête, étourdissements et violentes douleurs d'estomac qui l'empêchent de manger.

Sensation douloureuse à la base de la poitrine; le pouls faible, mou, petit, mais régulier, devenant tout-à-coup très-fréquent, ainsi que les battements de cœur, quand on lui adresse quelques questions et surtout au moment de la visite. C'est alors qu'on perçoit à la base du cœur un souffle doux, moëlleux, se faisant entendre au premier temps seulement, et se prolongeant le long de l'aorte; souffle évidemment anémique.

Du reste, les bruits du cœur sont parfaitement normaux.

L'étendue de la matité est également normale. Souffle continu très-marqué dans les deux carotides. La langue humide, nette; rien de notable dans les autres organes; le malade se plaint d'une faiblesse extrême.

— TRAITEMENT. — 3 dragées de Lactate de fer, matin et soir, tisane de chicorée et infusion de tilleul; 3 portions, vin et rôti.

Le malade suit très-exactement le traitement jusqu'au 15 août, époque à laquelle il demande sa sortie.

Il déclare ne plus éprouver de palpitations, ni étourdissements, ni maux de tête. Les crampes d'estomac, qui avaient persisté pendant plus de deux ans, ont complètement cessé; il mange avec très-bon appétit et digère très-bien.

Toutefois, il existe encore du souffle dans les carotides.

Réflexions. — L'abus, aussi bien que l'emploi intempestif des saignées, ont déterminé, dans les deux cas qui précèdent, un état chloro-anémique parfaitement caractérisé, avec prédominance de phénomènes nerveux extrêmement pénibles pour les malades.

Chez l'un, ce sont des attaques, avec perte subite de connaissance, qui peuvent jusqu'à un certain point simuler des accès épileptiformes.

Chez l'autre, la moindre émotion développe des palpitations si violentes, qu'il éprouve parfois des suffocations qui font naître en lui une terreur inexprimable.

Nous ferons, au sujet des nombreuses saignées pratiquées sur nos deux malades, une remarque qui nous paraît avoir une certaine importance au point de vue pratique.

Il est un fait incontestable : c'est que les saignées produisent chez la plupart des chlorotiques, chez les femmes en particulier, un soulagement assez notable mais de très courte durée. Bientôt les phénomènes reparaissent avec une intensité nouvelle, et se rappelant alors les bons effets de la première saignée, les malades en réclament une seconde, puis une troisième, et, malheur à eux, si le médecin, oubliant de poser un diagnostic sévère, s'empresse de céder à leur désir.

Il est assez difficile, il faut en convenir, d'expliquer ce soulagement presque instantané, qui s'opère chez les personnes chlorotiques après la saignée. Celle-ci, pratiquée chez un sujet déjà anémié, n'aurait-elle pas une influence particulière sur le système nerveux, de façon à produire une sorte d'état hystérique ou plutôt extatique, pendant lequel on oublierait un instant ses souffrances ? cette idée que nous entendions émettre dernièrement à M. BOUILLAUD, ne nous paraît pas tout-à-fait sans fondement.

Quoi qu'il en soit, loin de recourir de nouveau aux émissions sanguines dont on avait si étrangement abusé chez ces deux pauvres malades, M. BOUILLAUD prescrivit au contraire un traitement tonique, et, en première ligne, le Lactate de fer. Ce médicament a produit, dans ces deux cas, des effets on ne peut plus remarquables.

Chez le malade N° 2, la gastralgie qui avait persisté pendant plus de deux ans, a complétement disparu, ainsi que les battements de cœur et les suffocations.

Le second malade a été débarrassé pour toujours de ses attaques, de lipothymie et de ses douleurs de tête. En un mot, tous deux sont sortis n'éprouvant plus aucune douleur, ayant bon appétit et dormant bien, c'est-à-dire parfaitement guéris.

Ce sont là, on peut le dire, deux beaux succès.

4me OBSERVATION.

M. B***, âgé de 34 ans, demeurant rue de Laval, N° 7, est d'un tempérament éminemment nerveux; sa constitution est moyenne.

Il dit avoir eu, il y a huit ans, une fluxion de poitrine qui aurait été traitée au moyen de 15 sangsues seulement.

Depuis l'âge de 17 ans, il est sujet à de violentes palpitations. Il éprouve, en outre, un sentiment de suffocation extrêmement incommode, qui se manifeste principalement pendant la nuit et le réveille en sursaut.

Il accuse, de plus, une douleur assez vive dans la région de l'omoplate gauche, vers son angle inférieur et s'irradiant jusqu'au cœur, en suivant le trajet des côtes, ce qui avait fait craindre au malade qu'il ne fût atteint, dit-il, d'une hypertrophie du cœur. Cette idée, qui l'a poursuivi jusqu'à ce jour, l'a déterminé à consulter plusieurs médecins de Paris.

Le 10 octobre 1851, je constate chez lui les phénomènes suivants :

Pâleur du visage très-prononcée. Le malade continue à se plaindre de palpitations violentes et d'étouffements qui le rendent fort triste et l'empêchent de se livrer à ses occupations ; quelques étourdissements, sans céphalalgie bien prononcée.

Les digestions un peu difficiles, sans douleur toutefois du côté de l'estomac; il préfère la viande aux autres aliments et la digère assez facilement.

Le pouls à 96–100 (le malade vient de monter l'escalier et éprouve évidemment une certaine émotion). Le cœur palpite avec force, l'impulsion est assez énergique et pourrait faire croire en effet à un certain degré d'hypertrophie ; mais la percussion ne fait rien découvrir d'anormal. La pointe du cœur bat dans le cinquième espace intercostal, tout-à-fait en dedans du mamelon. Les diamètres transversal et vertical donnent à peine deux pouces et demi.

Les deux bruits du cœur sont parfaitement nets, sans souffle.

Bruit de diable des mieux caractérisés dans la carotide gauche.

La langue humide et nette.

Aucune trace de lésion dans les organes respiratoires.

Rien de notable du côté des sens.

Ce qui tourmente le plus le malade, ce sont les palpitations de cœur et l'étouffement qu'il éprouve pendant la nuit, phénomènes qui sont devenus plus prononcés depuis quelque temps et pour lesquels il s'est décidé à venir me consulter.

Je conseille au malade de suspendre quelque temps ses travaux et de se distraire le plus possible.

En outre, il prendra 3 dragées de Lactate de fer de Gélis et Conté, matin et soir ; trois bains salins par semaine.

Une nourriture substantielle et du bon vin aux repas.

Quatre mois s'étaient écoulés sans que je revisse le malade, lorsque je le rencontrai par hasard dans mon quartier ; il me déclara qu'après avoir suivi bien exactement le traitement pendant deux mois consécutifs, il n'avait plus ressenti de battements de cœur, que les étouffements qu'il éprouvait pendant son sommeil étaient presque complètement dissipés, et qu'il se considérait comme radicalement guéri ; toutefois, il accusait encore la même douleur dont nous avons eu occasion de parler plus haut et qui s'était localisée vers le bord supérieur de l'omoplate. Je conseillai de la combattre au moyen de vésicatoires volants et de quelques bains sulfureux dont il s'est bien trouvé.

Réflexions. — Nous recommandons à la méditation des jeunes médecins qui débutent dans la carrière, l'observation dont on vient de lire les détails.

De qui s'agit-il ? D'un jeune homme à tempérament nerveux par excellence, éprouvant depuis plusieurs années des étouffements pendant la nuit et des battements de cœur continuels qui lui font redouter l'existence d'une maladie du cœur.

Que de jeunes gens du monde, que d'étudiants en médecine surtout, pourraient être rangés dans la même catégorie que M. B***! Chez eux les palpitations constituent le phénomène prédominant ; ils s'en préoccupent le jour et la nuit, c'est une idée fixe dont on parvient difficilement à les distraire, et qui peut, tôt ou tard, les conduire à un véritable état d'hypocondrie ou plutôt de nosomanie.

De tels malades sont quelquefois très difficiles à gouverner. Il faut d'abord agir sur le moral ; et après s'être bien assuré de l'état du cœur, c'est-à-dire, après avoir acquis la certitude qu'il n'existe qu'une névrose de cet organe, leur conseiller des exercices gymnastiques, l'équitation, la chasse, etc., ayant soin de leur faire remarquer que de tels moyens seraient plutôt propres à aggraver la maladie du cœur, si réellement elle existait ; puis on administre en même temps, bien entendu, le Lactate de fer à dose élevée, et les autres médicaments toniques.

5me OBSERVATION.

RENAUT, ouvrier, demeurant cour Lamoignon, N° 4, d'un tempérament lymphatique et d'une constitution assez faible.

Il fut atteint, à l'âge de 18 ans, d'une petite vérole, dont les suites assez graves le retinrent, à ce qu'il prétend, quatre mois au lit.

A 25 ans, violents maux de tête pour lesquels il fut traité à l'Hôtel-Dieu au moyen de sangsues à l'anus et de boissons adoucissantes.

Il sortit de l'hôpital au bout d'un mois environ.

Depuis cette époque, il dit s'être toujours bien porté, sujet toutefois à des battements de cœur.

Le malade vint me consulter le 6 juillet 1852. Je constatai l'état suivant :

Visage pâle et un peu jaunâtre dans son ovale inférieur, avec expression d'un peu de fatigue.

Le malade se plaint de palpitations fréquentes qui augmentent lorsqu'il veut travailler ou monter un escalier. C'est un état qui, du reste, lui est à peu près habituel. Il est sujet aux rêves et dit être un peu peureux. Une émotion un peu forte détermine chez lui, à ce qu'il parait, un réfroidissement considérable des extrémités et un commencement de syncope.

Le pouls régulier, médiocrement développé, un peu mou, sans fréquence notable (80 à 84 pulsations).

L'auscultation et la percussion ne font rien reconnaître d'anormal du côté du cœur dont les bruits sont assez clairs, sans souffle. On distingue dans la carotide droite un souffle continu, interrompu de loin en loin par un sifflement musical des plus caractérisé.

La résonnance des parois pectorales est très-bonne, ainsi que le murmure vésiculaire. La langue humide et nette.

Depuis longtemps il n'a pas d'appétit, ayant, dit-il, un goût très prononcé pour la salade et les mets acides.

Céphalalgie habituelle avec étourdissements et bourdonnements d'oreille.

Je prescris pour traitement, 3 dragées de Lactate de fer de GÉLIS et CONTÉ, matin et soir.

Pour tisane, une infusion de chicorée sauvage.

Pour nourriture, des viandes noires le plus souvent possible, et du vin aux repas.

22 juillet. — Le malade raconte que pendant les premiers jours de l'administration du Lactate de fer, il éprouva de l'embarras dans l'estomac et du dévoiement le 4me jour. Ces phénomènes cependant se dissipèrent bientôt, et à partir du 6me jour, il alla de mieux en mieux. (1)

---

(1) Il n'est pas rare de voir le Lactate de fer produire, pendant les premiers temps de son administration, soit des coliques, soit de la diarrhée, et quelquefois même un sentiment de pesanteur dans l'estomac.

Les malades ne doivent point se décourager ; ces petits accidents ne sont que de courte durée et ne tardent pas à être remplacés par une amélioration sensible.

Les maux de tête ont complètement disparu. L'appétit est excellent et tout ce qu'il mange est parfaitement digéré.

Il ne lui reste plus que quelques battements de cœur quand il se livre à des exercices trop violents.

On perçoit encore un léger bourdonnement de mouche dans la carotide droite.

Continuer le même traitement.

Le 12 août. — Le malade a pris de l'embonpoint. Le visage est coloré. Toutes les fonctions s'exécutent avec une régularité parfaite. L'appétit est toujours très-développé. Les digestions faciles. Les palpitations et les maux de tête n'ont pas reparu.

Réflexions. — C'est encore là un de ces cas remarquables par la rapidité avec laquelle toutes les symptômes les mieux caractérisés de la chlorose, se sont pour ainsi dire évanouis sous l'influence du médicament.

Cette observation offre du reste une certaine analogie avec la précédente. Nous y trouvons aussi une tendance à la syncope, précédée d'un refroidissement subit des extrémités. Seulement, les palpitations et les troubles fonctionnels du côté des voies digestives étaient ici beaucoup plus prononcées et de date fort ancienne. Nous noterons aussi un goût très marqué pour les mets acides, phénomène beaucoup plus commun chez les femmes chlorotiques que chez les hommes.

6me OBSERVATION.

Hôpital de la Charité.

(Service de M. le Professeur BOUILLAUD.)

VIARD (Eugène), âgé de 18 ans, demeurant rue de Bièvre, N° 26 ; entré le 7 juillet 1852, couché au N° 26 de la salle Saint-Jean-de-Dieu.

Constitution chétive, tempérament lymphatique ; il a eu la petite vérole à deux ans. Il prétend avoir été traité pour deux fièvres cérébrales dans l'espace de deux ans. Depuis cette époque, c'est-à-dire depuis trois ans environ, il est resté sujet à des crampes d'estomac, des vomissements qui se répétaient trois fois par jour et qui n'ont cessé qu'au bout de trois mois ; à des battements de cœur, des maux de tête, des étourdissements, avec perte d'appétit et appétence très-marquée pour les légumes et principalement les mets acides. Il tousse de temps en temps depuis plusieurs années.

Tous ces phénomènes ayant notablement augmenté, il a été obligé de suspendre ses occupations depuis quinze jours.

— ÉTAT ACTUEL. — Maigreur générale. Visage pâle. Yeux cernés. Pupilles dilatées.

Le pouls à 88-92, très-médiocrement développé, régulier; la peau, de température un peu plus que normale. Bruits du cœur normaux, pas de souffle; palpitations fréquentes; étouffement très-marqué, avec douleur dans la région sous-sternale.

La résonnance bonne dans toute la poitrine; murmure vésiculaire un peu rude mêlé de quelques râles sibilants çà et là.

Souffle un peu musical dans la carotide droite.

Peu d'appétit, dégoût pour les viandes, appétence pour les acides.

Digestions un peu pénibles.

La Langue humide, nette; pas de douleurs abdominales.

Le ventre souple; pas de diarrhée.

— TRAITEMENT. — Infusion de fleurs de guimauve sucrée avec le sirop de gomme, 2 pots, potion gommeuse, diète.

10 juillet. — Plus de fièvre. Les râles bronchiques ont disparu, mais les phénomènes chlorotiques persistent au même degré.

— TRAITEMENT. — 3 pilules de Lactate de fer, vin de quinquina, un bain sulfureux, 2 portions.

25 juillet. — Le malade se plaint toujours d'étouffements et de douleurs dans la région sternale.

On acquiert la preuve certaine qu'il se livre à la masturbation.

M. BOUILLAUD le menace de le renvoyer travailler.

Même traitement que précédemment. 3 portions au lieu de deux.

9 août. — Les digestions sont bien meilleures, moins de maux de tête. De temps en temps quelques palpitations et de l'agitation pendant le sommeil. L'appétit est revenu, et il se sent beaucoup plus fort. Toutefois il se plaint encore d'étouffements, et c'est le phénomène qui le préoccupe le plus.

Il demande sa sortie qui lui est accordée, puis il rentre le 20 août, accusant à peu près les mêmes symptômes.

Réflexions. — L'état chlorotique ou chloro-anémique est si commun à Paris et dans les grands centres de population, qu'on le rencontre presque toujours comme complication fâcheuse chez les malades qui entrent dans les hôpitaux pour une affection aiguë plus ou moins grave. Il est évident qu'on doit avant tout s'occuper de cette dernière, tout en tenant compte de l'état chlorotique qu'il faudra traiter plus tard.

C'est précisément la conduite que l'on a tenue dans le cas actuel. Il existait une bronchite aiguë assez légère. Elle a été combattue avantageusement par les boissons émollientes, les juleps et la diète ; puis les phénomènes chloro-anémiques devenant prédominants, le malade fut mis à l'usage du Lactate de fer.

Mais voyons quels furent, dans ce cas-ci, les résultats obtenus par l'administration de ce médicament. C'est là un point important sur lequel nous désirons fixer, d'une manière toute spéciale, l'attention des praticiens.

On a dû remarquer que la plupart des troubles nerveux qui dépendent de l'état chlorotique, avaient d'abord résisté pendant quelque temps, puis s'étaient sensiblement amendés sans disparaître toutefois complétement; qu'enfin, le malade, étant sorti de l'hôpital, notablement soulagé, ne tarda pas à y rentrer pour la même cause.

Évidemment, la médication ferrugineuse n'a pas produit, dans cette circonstance, les résultats immédiats et durables dont nous avons déjà cité des exemples si remarquables.

Faut-il en accuser le Lactate de fer ? évidemment non ! N'oublions pas que ce malheureux jeune homme avait contracté la funeste habitude de la masturbation. Ses voisins l'avaient, pour ainsi dire, pris sur le fait, et il ne pouvait exister le moindre doute à cet égard. Or, en présence d'une cause sans cesse renaissante, qui jette le système nerveux dans un épuisement complet, en même temps qu'il détermine un appauvrissement considérable de la masse sanguine, que voulez-vous faire? Le Lactate restera sans effet, ou du moins, s'il modifie d'abord, et d'une manière assez sensible, quelques phénomènes morbides, l'amélioration ne saurait être de longue durée, il en sera de même dans les cas de pertes séminales.

C'est à la cause qu'il faut d'abord s'adresser, c'est elle qu'il faut détruire à tout prix, car tant qu'elle subsistera il n'y aura pas de guérison possible.

Sublatâ causâ tollitur effectus.

On comprend combien de pareils cas sont délicats à traiter, surtout dans la pratique civile.

N. B. Nous croyons devoir rappeler aux médecins que chaque Dragée de GÉLIS et CONTÉ contient 5 centigrammes (1 grain) de Lactate de fer, et que la dose, qui est de 6 par jour au début, peut être successivement portée jusqu'à 12.

www.ingramcontent.com/pod-product-compliance
Ingram Content Group UK Ltd.
Pitfield, Milton Keynes, MK11 3LW, UK
UKHW021724090726
13657UKWH00005B/2449